MÉTHODE

POUR

RAPPELER LES NOYÉS
À LA VIE,

Recueillie des meilleurs Auteurs.

Par M. DE VILLIERS, Docteur en Médecine, ancien Médecin des Armées du Roi de France en Allemagne, & Médecin de la Faculté de Paris.

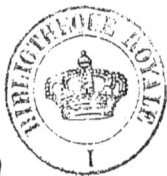

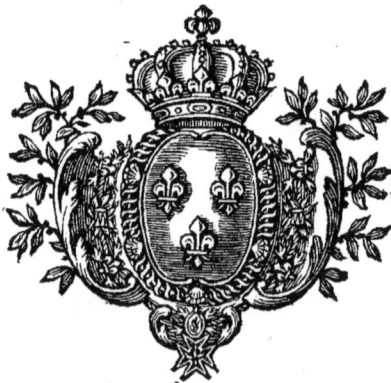

A PARIS,
DE L'IMPRIMERIE ROYALE.

M. DCCLXXI.

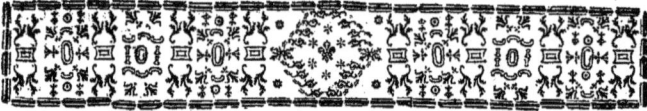

MÉTHODE

Pour rappeler les Noyés à la vie.

LES Obfervateurs de tous les fiècles nous ont tranfmis
des faits relatifs à la queftion préfente ; mais, comme
ils fe trouvent répandus dans des ouvrages qui ne font
pas entre les mains de tout le monde, & que d'un
autre côté il n'exifte pas autant d'obfervations qu'on
peut croire qu'il y a eu d'accidens de cette nature,
parce que fans doute ils n'auront pas été tous décrits,
il étoit naturel de penfer à mettre en un corps cette
doctrine particulière, afin qu'elle pût être connue généralement, & perfectionnée autant qu'elle mérite de
l'être. On trouve cette idée exécutée en partie depuis
le milieu de ce fiècle. La Phyfique de nos jours plus
éclairée, offrant des fecours inconnus à ceux qui nous
ont précédés, & fervant auffi de pierre - de - touche
pour adopter ce qu'ils nous ont laiffé de bon, & pour
rejeter ce qui ne l'eft pas : on a tout lieu de croire que
les auteurs modernes ont laiffé ce qu'il pouvoit y avoir
d'inutile ou d'abfurde dans les traitemens perpétués
par une tranfmiffion orale qui fait toute la fcience du

A

2

vulgaire, ou confervés dans des livres capables de donner des préjugés à une claffe d'hommes faits pour n'en pas avoir, & chez qui il feroit dangereux d'en trouver. Il falloit enfin fixer les idées fur le traitement des Noyés, en rapprochant & en comparant les obfervations les plus exactes & les traitemens les plus éprouvés : c'eft ce que M. Ifnard a exécuté dans fon ouvrage qui a remporté le prix de l'Académie de Befançon en 1762. *(a)*

Nous ne devons pourtant pas laiffer ignorer qu'après toutes les précautions prifes pour raffembler tous les ouvrages publiés en ce genre, les obfervations fur les noyés ne font pas auffi nombreufes, à beaucoup près, que celles qui ont été faites fur d'autres claffes de maladies; elles ne font qu'un point dans les faftes de la Médecine, fur-tout quand on leur compare les travaux infatigables des Anatomiftes, & toutes les expériences qu'ils ont pourfuivies avec une ardeur foutenue pendant toute leur vie, pour arriver à la découverte des fonctions de quelque organe. Il eft vrai que les occafions de voir des noyés font plus rares que les accidens; elles n'attendent pas, & les obfervateurs ne fe trouvent pas toujours fur les lieux : mais ces difficultés ne doivent pas être mifes en parallèle avec les entraves que les formalités de la Juftice ont dû mettre dans leurs

_____

(a) Le cri de l'humanité en faveur des perfonnes noyées, *ou* Moyens faciles pour les rappeler à la vie. *Paris, Prault, 1762; in-8.° de quarante-huit pages.*

opérations. Cette défenfe de toucher à un noyé qui
ne donne plus de figne de vie, excepté pour lui tirer
la tête hors de l'eau, en attendant que la Juftice vienne
le lever, a fans doute été fondée en raifon, lors de
fon inftitution ; mais, comme toute bonne politique
ne tend qu'au maintien de l'ordre, & que cet ordre
eft toujours fubordonné à la confervation de l'efpèce,
on préfume que cet ufage de lever judiciairement un
noyé, pourra fe concilier avec les fecours dûs à l'humanité. Ces fecours ne fe donnent guère fans beaucoup
de témoins, dont on peut tirer le plus grand avantage,
en leur demandant fi au lieu des moyens utiles & reçus,
on n'en a point employé de nuifibles. D'ailleurs il
n'eft pas probable qu'un feul homme qui en auroit
jeté un autre dans l'eau, fît femblant de s'occuper à
le fauver : un criminel n'a pas d'intérêt de rappeler
à la vie celui qui peut dépofer contre lui ; & il feroit
encore plus abfurde que ce même criminel retirât le
noyé de l'eau, après l'avoir tué avant que de l'y jeter.
La Hollande nous a donné l'exemple du foulagement
des noyés, fans donner atteinte aux formalités de la
Juftice. Les Magiftrats de plufieurs villes, y ont fait
publier des ordonnances « autorifant tout Chirurgien
à faire tirer les noyés hors de l'eau, lors même qu'ils «
ne donnent plus de figne de vie ; à les faire tranfporter «
dans les maifons voifines, foit bourgeoifes, foit au- «
berges ou cabarets, & à leur adminiftrer tous les «
moyens capables de les rappeler à la vie, en donnant «

» toutefois connoiſſance du fait à la Juſtice du lieu, ſur le champ même ». C'eſt ainſi qu'on y a ſauvé pluſieurs victimes, ſans renoncer aux formalités uſitées, mais incapables de les remplacer. C'eſt une Société formée à Amſterdam en faveur des noyés, qui a procuré cet heureux changement, en profitant des ouvrages dont nous aurons occaſion de parler. Elle a vu couronner ſon zèle par les ſuffrages les plus authentiques. Il eſt beau d'y voir cette Compagnie de citoyens vertueux, fournir volontairement aux dépenſes faites pour traiter tous les noyés; donner un prix à celui ou à ceux qui prouvent en avoir ſauvé un, ſorti de l'eau ſans aucun ſigne de connoiſſance; prendre des meſures pour rendre ſon établiſſement durable, pour le convertir en une fondation à perpétuité, & n'être, pour ainſi dire, embarraſſée que du nombre & du choix des ſouſcripteurs, qui ſe préſentent à l'envi pour partager le plaiſir de leur bienfaiſance. *(b)*

Dès qu'un noyé eſt tiré de l'eau, les indications qui ſe préſentent à remplir, ſont de rétablir la chaleur naturelle & la circulation arrêtée; de débarraſſer la poitrine & le cerveau, du ſang dont ils ſont ſurchargés; & de vider, le poumon ſur-tout, de l'eau qui peut avoir été inſpirée. Les meilleurs moyens d'y parvenir, pour le rappeler à la vie, ſont les ſuivans:

1.° On lui introduira dans les inteſtins la fumée

(b) Hiſt. & Mém. de la Société formée à Amſterdam en faveur des noyés. *Amſterd. chez Pi. Meyer, trois parties, 1768—71.*

âcre & chaude du tabac, de la manière qu'on le dira
plus bas. Dans le cas où l'on n'a pas ce qu'il faut
pour pratiquer cette opération, la Société Hollandoise
conseille d'y introduire tout simplement de l'air avec
une pipe ordinaire ou un tuyau quelconque, un cha-
lumeau, un soufflet, ou enfin une gaine de couteau
dont on coupera la pointe : pratique qui remonte, à
ce qu'il paroît par le proverbe, à l'antiquité la plus
reculée. Plus ces deux opérations se feront promptement, fortement & avec continuité, plus elles seront
efficaces, la première sur-tout. C'est en général l'une
des deux qu'il faut pratiquer d'abord, & cela se peut
sans perdre un moment, en quelqu'endroit que le
noyé ait été posé au sortir de l'eau. Il est bon aussi
de lui souffler la fumée du tabac dans le nez & dans
la bouche. Du tabac en poudre, soufflé dans les narines,
a quelquefois produit un bon effet; &, quand il a repris
connoissance, il faut qu'il fume lui-même. M. Isnard,
pense qu'un suppositoire de tabac du Bresil peut suppléer
à la fumigation dans les intestins ; mais l'effet du
suppositoire doit lui être bien inférieur à tous égards ;
il ne convient que pour procurer quelques évacuations,
après que la fumée du tabac aura ranimé avec le concours de l'air. La plus mauvaise position qu'on puisse
donner à un noyé, c'est de le tenir sur le dos; il faut
le mettre tantôt sur un côté & tantôt sur l'autre, &
quelquefois sur le ventre, comme quand on veut lui
incliner la tête & le corps.

2.° On lui ôtera le plus tôt possible, ses habits mouillés pour essuyer & dessécher son corps tout pénétré d'eau, souvent froid, engourdi & même roide, ce qui peut s'exécuter de plusieurs manières : ainsi on le frottera fortement par tout le corps, & sur-tout le long de l'épine, avec des linges chauds ou de la flanelle chaude, arrosés d'eau-de-vie, à laquelle on mêlera avec succès un sel volatil, concret ou liquide. On peut aussi saupoudrer ces linges ou cette flanelle avec du sel de cuisine, sec & pilé très - fin. On peut encore le réchauffer en le tenant auprès d'un feu doux & modéré, en lui couvrant le corps de cendres chaudes, produites par la combustion du bois, du charbon de terre, de la tourbe, de la fiente de vache, du varec ou de la soude ; ou avec du sel chaud, du sable chaud, des couvertures de laines chauffées, des peaux d'animaux récemment tués, ou bien anciennes & chauffées, les habits de dessous des assistans, & enfin par la chaleur douce de personnes saines couchées dans le même lit que le noyé. On a pourtant quelques raisons de croire que les peaux d'animaux récemment écorchés doivent, malgré leur chaleur douce & naturelle, être fort inférieures à l'application de la cendre chaude, ainsi que les peaux anciennes, parce qu'en s'appliquant exactement à la surface du corps, elles en bouchent les pores & empêchent que l'air n'y pénètre. Comparez, ci-après, l'observation du Mousse & celle de M. du Molin.

3.° Tandis qu'on fera occupé à introduire la fumée du tabac ou de l'air par l'anus *(n.° 1)*, & à réchauffer le noyé *(n.° 2)*, on lui tiendra fous le nez un linge trempé dans de l'eau-de-vie, ou toute autre liqueur forte, ou-bien un flacon de quelque fel volatil très-pénétrant, & on lui en frottera même les tempes & le pouls: on peut auffi y appliquer le baume apoplectique.

4.° Il eft bon auffi de lui chatouiller la gorge & le nez avec une plume sèche; mais qu'on fe garde bien de lui verfer dans la bouche du vin, de l'eau-de-vie ou toute autre liqueur forte, qu'on ne foit bien fûr qu'il pourra les avaler.

5.° Voici encore un moyen qui a réuffi: qu'un des affiftans mette fa bouche exactement fur celle du noyé, lui ferrant les narines d'une main & preffant le fein gauche de l'autre, & qu'alors, en foufflant avec force, il tâche d'enfler fes poumons; ce moyen, pratiqué dès les premiers momens, peut devenir auffi efficace, & même peut-être plus que celui d'introduire dans les inteftins l'air ou la fumée du tabac; il n'exige aucun inftrument, & n'exclut pas les deux premiers articles.

6.° Il eft fouvent néceffaire d'employer tous les moyens indiqués *(n.°ˢ 1, 2 & 3)*, avec force & avec conftance pendant quelques heures, car plufieurs noyés ne font revenus qu'au bout de quatre ou cinq heures; mais il faudra auffi faire une faignée *(c)*, par une large

(c) Nouvelles obfervations fur les effets de la faignée, par M. le baron de Haller, &c. *1756.*

ouverture, à la veine jugulaire ou à une des plus groſſes du bras, le plus tôt poſſible. Si le ſang ne vient pas immédiatement après la piqûre, on la laiſſera ouverte & l'on continuera les frictions. Il eſt inutile de penſer à la ſaignée du pied, en pareil cas les vaiſſeaux des parties inférieures ſont flaſques, ils ne donneroient du ſang que long-temps après ceux des parties ſupérieures; tout le ſang s'eſt refoulé ſur la poitrine & ſur la tête. Pour faire cette ſaignée, il ne faut pas attendre qu'ils aient rejeté toute l'eau qu'ils auront pu abſorber.

7.° Quand ils ſont bien revenus, on peut leur faire boire un petit verre d'eau-de-vie avec dix gouttes de ſel ammoniac, pour relever les forces de la vie & le pouls, qu'il faut alors tâter ſouvent, pour examiner s'il ne ſe forme point intérieurement quelque dépôt, qui détruiroit tout le fruit des peines qu'on a priſes. Pour peu qu'on craigne cet accident, qui eſt l'effet néceſſaire des efforts du noyé & de la ſurpriſe de ſon ſang, peut-être auſſi des coups qu'il a pu ſe donner en tombant, il vaut mieux faire une ſeconde ſaignée, & affoiblir un peu le malade, que de lui laiſſer des forces nuiſibles: il ne mangera point, ou que très-peu, du reſte il ſuffira de lui donner de bon bouillon. Il eſt arrivé plus d'une fois que faute de veiller aux accidens ſubſéquens avec circonſpection, on n'a ramené les noyés à la vie que pour deux jours. On doit penſer qu'un homme vigoureux, par exemple, pléthorique & plein d'humeurs, qui tombe dans l'eau ayant chaud,

eau

eau qui eft conféquemment très-froide relativement à
l'état de fon fang, peut contracter fur le champ une
pleuréfie dangereufe, indépendamment des accidens
communs à tous les noyés. Il leur faut donc plufieurs
jours de repos & de foins, les frictions qu'ils ont
effuyées étant feules capables de leur abattre les forces,
& de rendre leurs membres douloureux.

Les moyens qu'on vient de propofer, font les plus
efficaces que l'on connoiffe jufqu'à préfent, & ils font
confirmés par l'expérience la plus éclairée. Il y a tout
lieu d'efpérer qu'en les répandant & les faifant connoître
univerfellement, ceux qui auront occafion de les pratiquer, pourront en imaginer d'autres, & les com-
muniquer à leur tour, pour augmenter la maffe des
connoiffances en cette partie. Les avantages qu'on en
a retirés, en rappelant à la vie des noyés qu'on regardoit
comme perdus, prouvent qu'il faut toujours les tenter
fur tous ceux qu'on retire de l'eau, à moins que des
fignes évidens de corruption n'en montrent l'inutilité.
Pour donner une idée des reffources de la Nature, on
pourroit rapporter ici l'hiftoire qui nous a été tranfmife
par Pechlin *(d)*, de trois noyés, dont le premier a
paffé feize heures fous l'eau, & a été rappelé à la vie;
mais on y renvoie le lecteur, pour juger par lui-même
du degré de certitude que peuvent mériter ces faits,
le dernier fur-tout, *page 134.* Au refte, on ne peut

(d) *Joh. Nicol. Pechlini, de vitâ fub aquis.* Kiloni & Amftel. 1676,
in-8. de 183 pag.

B

pas se flatter de les sauver tous, quoiqu'on leur ait administré les secours les plus efficaces, & avec le plus de prudence. Tant de causes étrangères & inhérentes à leur accident, comme le grand âge, la foiblesse de la constitution, le saisissement, effet de la frayeur & de la circonstance, le froid, une apoplexie qui aura précédé la chute, des dépôts qui se font en tombant, ou des blessures qu'on leur fait en les retirant; tant de causes, dis-je, peuvent concourir à leur mort & l'accélérer, qu'il est même étonnant qu'on en puisse sauver quelques-uns. Ces jours passés (le 21 juin), une femme d'un certain âge, grasse & replette, est tombée dans l'eau, près du Pont-royal: elle avoit encore sa connoissance quand on l'en a eu retirée; mais elle est morte vingt-quatre heures après, en rendant du sang écumeux: elle avoit pourtant rejeté d'abord de l'eau, au moyen d'une potion, émétisée peut-être, qu'on lui donna. Mais on ne doit pas se rebuter; quand on n'en réchapperoit qu'un sur vingt, on feroit toujours amplement dédommagé de ses peines. On espère que ceux qui leur donneront désormais des soins, s'abstiendront de ces pratiques meurtrières & barbares; comme de laisser un malheureux sur le bord de l'eau, souvent tout nu & exposé à l'air froid, tandis qu'on devroit le réchauffer peu à peu; de le placer près d'un grand feu, qui peut lui faire plus de tort que de bien, par la raréfaction subite des humeurs; de lui verser dans la bouche des liqueurs, comme des eaux spiritueuses, de l'urine chaude, une décoction de poivre dans du vinaigre, de rouler un homme dans un tonneau; de le fufpendre par les pieds ou avec une corde paffée fous les bras. Ce n'eft pas que des fecouffes légères ne conviennent; mais il feroit plus nuifible de fecouer fur les bras, à moins que ce ne fût un enfant, qu'un homme feul peut manier aifément, que de fecouer doucement fur une couverture. Il ne feroit pas hors de propos non plus de pencher de temps en temps la tête du noyé, pour lui faire rendre de l'eau, non celle de l'eftomac, qui ne peut pas être bien nuifible, mais celle du poumon, s'il y en a: mais il ne faut pas qu'il refte long-temps dans cet état, ni que la pente du corps foit forte; un peu moins d'élévation à la tête qu'à la poitrine fuffit. On adopte auffi les fecouffes d'un chariot où l'on feroit obligé de tranfporter le noyé, pourvu qu'on l'y mît fur de la paille; mais comme la néceffité de donner les fumigations, les frictions & le reffuage (n.° 2), &c. eft la plus preffante, on ne parle ici de ces moyens fecondaires, que pour montrer qu'ils ne font pas tout-à-fait inutiles, loin d'être nuifibles. On peut cependant leur humecter la langue & tout l'intérieur de la bouche avec une plume trempée dans une liqueur forte; mais il ne faut pas qu'il en puiffe tomber une goutte dans la trachée-artère. Il eft vrai qu'un homme fans fentiment, eft fans irritabilité; mais on peut fufpendre & détruire le bien qu'on vouloit & qu'on pouvoit lui faire en évacuant l'eau de fon poumon, s'il y en a; à moins

qu'on ne prétende qu'une liqueur forte tombée dans
la trachée-artère avant le retour de la connoissance, la
rétablira, ce qui peut être, & servira ensuite d'émétique
pour en faire sortir ce qui s'y trouve : mais, comme
cela n'est pas prouvé, il vaut mieux évacuer l'eau qui
peut se trouver dans le poumon, par des moyens sûrs &
exempts d'inconvéniens, sans y introduire de liqueurs,
que de s'exposer aux inconvéniens qui peuvent résulter
de cette intromission.

Ici se présente la question si l'émétique convient à
un noyé qui a repris toute sa connoissance ? On répond
à cela, que la nécessité de l'émétique, en pareil cas,
peut bien avoir lieu, comme, par exemple, pour
quelqu'un qui seroit tombé dans l'eau en sortant de
table, &c. mais il ne faut pas confondre le noyé avec
l'apoplectique. L'émétique ranime & soulage celui-ci,
en qui il y a encore de la ressource, parce qu'il a
encore le principe de vie, & que la circulation se fait
encore assez bien ; il y a stagnation dans son cerveau,
& non extravasion ; les vaisseaux y sont variqueux & non
déchirés : la preuve qu'il avale l'émétique, c'est qu'il
vomit ensuite ou va par le bas. Il n'en est pas de même
du noyé ; outre qu'il n'est pas toujours certain qu'il ait
de l'eau dans la poitrine ou dans l'estomac, avant qu'il
ait repris connoissance, l'émétique ne lui eût rien fait,
si ce n'est du mal en tombant dans la trachée-artère ;
& quand il l'a eu reprise, ce qu'il ne doit point à
l'émétique ; mais à d'autres secours plus efficaces &

plus indiqués, l'émétique ne lui conviendroit peut-être
encore qu'après avoir été faigné ; à moins que ce ne
fût un enfant ou un adulte foible, qui ne pourroit pas
rendre autrement l'eau qui peut le tenir dans la ftupeur,
l'apathie, en gênant la refpiration : alors l'émétique
avec l'oxymel fcillitique dans du vin, ou une liqueur
forte & de l'eau, peut très-bien convenir. Mais après
une faignée ou deux, un noyé fatigué de fon accident
& des fecours qu'on lui a donnés, a-t-il bien befoin
d'émétique, pourvu toutefois qu'il ait bien rendu fon
eau, s'il en a, ou qu'il n'ait pas la refpiration gênée
par une indigeftion ! On croit que la prefcription de
ce médicament doit être bien pefée auparavant. Au
refte, comme on ne peut pas prévoir tous les cas, &
qu'on ne peut pas affirmer que l'émétique foit fouvent
inutile ou nuifible, on laiffe aux Médecins le foin de
juger quand il conviendra de l'appliquer. On trouve,
il eft vrai, un matelot (e) réchappé par la faignée de la
jugulaire, les vomitifs & la fumigation du tabac dans
les inteftins ; mais il faudroit avoir cette obfervation
plus en détail, pour juger de quelle utilité l'émétique
a pu être en ce cas : le traitement en eft étranglé,
tandis qu'on n'a omis aucune circonftance fur la manière
dont ce matelot s'eft noyé.

Dans l'obfervation fuivante (f), il eft queftion d'un
mouffe, que le Chirurgien du vaiffeau fit vomir avec

(e) Ifnard, page 25.
(f) Ibidem, page 26.

de l'huile d'olives & de l'eau tiède, ce qui est très-
heureux, & ne fera probablement pas beaucoup imité;
car on observe que malgré la fumigation du tabac, qui
avoit précédé, & le réchauffement avec des peaux de
moutons récemment écorchés, ce moussé, qui n'étoit
resté que dix-huit minutes sous l'eau, ne put articuler
quelques paroles que six heures après l'effet du vo-
missement & des lavemens, qui lui firent un bon effet.
Il ne se souvenoit de rien de ce qui s'étoit passé; il
avoit la fièvre, & un assoupissement léthargique qui
détermina à le faire saigner plusieurs fois : le lendemain
il fut purgé, après quoi il fut bien : la fièvre s'étant
calmée jusqu'au sixième jour, qu'elle revint avec l'assoupissement, le moussé fut de nouveau saigné du bras,
& ensuite de la jugulaire, & purgé deux jours après,
en sorte que le douzième jour il fut parfaitement
rétabli. On a déjà vu (g) que la lenteur du retour de
la connoissance, &c. ne doit pas être entièrement
attribuée à l'huile seule, mais peut-être aux peaux de
mouton.

La fumée du tabac, introduite dans les intestins,
étant un des remèdes les plus nécessaires au soulagement
des noyés, pour simplifier cette opération & la mettre
à la portée de tout le monde, il a fallu entrer dans
des détails qui seroient minutieux en toute autre circonstance, & la placer après le traitement, dont elle
auroit trop coupé l'histoire, par l'étendue qu'exige sa

(g) N.° 2, sur la fin.

description. Voici les conditions à remplir : *Injecter par l'anus la fumée chaude & irritante du tabac, en écartant le dégoût que cette opération pourroit causer à l'artiste chargé de l'appliquer.*

Si l'instrument de Bartholin, perfectionné par Musschenbroeck, & figuré dans le livre de M. Isnard, étoit plus connu; si ceux qui sont décrits & représentés dans l'ouvrage allemand de Stiffer *(h)*, étoient en usage en France comme en Allemagne, il ne faudroit qu'en conseiller l'usage : mais comme il est moins question de décrire & de représenter ces fumigateurs, que d'y suppléer par les voies les plus simples, voici comment on pourra remplir les vues proposées, aisément, sans appareil, & de manière que tout le monde puisse exécuter cette opération.

La pipe est un instrument si connu, qu'on n'en parle que pour en faire observer l'ingénieuse simplicité, en l'appliquant au but qu'on se propose. S'il n'étoit question que d'en injecter tout simplement la fumée par l'anus d'un noyé, il suffiroit d'y introduire le bout d'une pipe allumée, & de souffler avec la bouche par le godet; mais comme ce godet pourroit brûler la bouche de l'opérateur, & que les intestins pourroient lui renvoyer un air désagréable ou de la cendre dans la bouche : pour éviter ces deux inconvéniens, il lui faut deux pipes; la première doit être faite à l'ordinaire, mais

(h) *De machinis fumiductoriis.* Hamburgi, Liebezeit. 1686, in-4.°

elle ne doit pas être de terre, elle pourroit blesser
l'inteſtin, s'y caſſer & y reſter, à moins qu'elle ne ſe
termine par une embouchure de corne, faite en forme
de canule : ces ſortes de pipes ſont communes dans
nos provinces : on la chargé de tabac ; on y met un
charbon, & on l'allume en ſoufflant dans une ſeconde
pipe vide, dont le godet s'emboîtera juſte, comme la
gorge d'une tabatière, avec celui de la pipe chargée,
qu'on n'eſt plus cenſé pouvoir allumer, en en pompant
l'air à l'ordinaire avec la bouche ; dès qu'elle a ſervi
une fois. On inſiſte expreſſément qu'il faut ſouffler par
la ſeconde pipe vide, pour faire réuſſir l'opération : car
ſi l'on ſouffloit, au contraire, dans la première pipe
chargée, le tabac s'éteindroit, comme tout le monde
ſait, & au lieu d'en envoyer la fumée dans les inteſtins,
on n'y enverroit, au contraire, que des cendres & des
étincelles, avec de l'air ſans fumée ; ce qui ne feroit pas
un inconvénient réel, ainſi qu'on l'a vu *(n.° 2)*, mais
ne rempliroit pas toutes les vûes qu'on ſe propoſe :
phénomène qui n'a pas lieu quand on fume à l'ordinaire,
parce que le tabac ne brûlant qu'au haut du godet,
celui qui eſt au bas, près du trou du tuyau, ſert de
filtre aux cendres & aux étincelles, ſans compter que
la petiteſſe du canal y entre pour quelque choſe, pas
toujours néanmoins, car les fumeurs tirent bien auſſi
des étincelles quand tout eſt brûlé. On aura ſoin auſſi
que le tabac de la première pipe ſoit bien allumé, afin
d'être bien ſûr qu'on aura introduit de la fumée : quant
à la

à la seconde pipe non chargée, celle qui sert seulement
à souffler dans la première; on peut, pour plus de commodité, terminer son embouchure comme celle d'une
trompette, & pratiquer un robinet dans son milieu. Il
paroît essentiel aussi d'en faire le canal plus large, parce
que l'emboîture des deux peut laisser perdre beaucoup
de vent, malgré le soin d'y adapter du papier humecté
ou de la peau. On peut aussi appliquer avec avantage,
& pour plus grande commodité, à la première pipe,
ces longs tuyaux de cuir dont quelques fumeurs se
servent, avec une embouchure ou canule de corne.

En Allemagne, on donne des lavemens avec une
vessie de bœuf, à laquelle est adaptée une canule:
cette canule s'emboîte à vis avec une gorge attachée
à la vessie, & assez large pour admettre le tuyau d'un
entonnoir; on pourroit absolument s'en servir en qualité
de fumigateur, en l'aplatissant avant que de la remplir
de la fumée du tabac; mais, comme on perdroit du
temps, & que cette fumée ne seroit plus si chaude, on
tirera beaucoup meilleur parti d'un soufflet, dont le
canal peut être dans l'anus du noyé, tandis que l'ame
en sera exposée à la fumée du tabac brûlant dans un
réchaud. En supposant que l'intestin ne s'affaisse pas
pour boucher le canal du soufflet, quand on en écarte
les panneaux, & qu'ainsi la fumée des intestins soit
refoulée dans le soufflet, l'ame ne doit pas laisser d'en
tirer du réchaud, si elle est large & libre, comme
elle doit toujours être en ce cas; autrement il faudroit

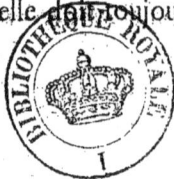

C

une feconde foupape derrière le canal, comme aux
foufflets d'orgue, machine encore plus difficile à fe
procurer que les deux pipes. Le foufflet du boucher
ne conclut rien en ce cas; le vent s'en engouffre dans
des cellules, d'où il ne fort pas même à l'air libre.

Mais ce traitement feroit imparfait fi l'on n'y joignoit
les raifons fur lefquelles il eft fondé; fi l'on ne faifoit
connoître la nature de l'accident auquel il faut remédier
par les expériences qui ont été faites à ce fujet; fi l'on
n'apprenoit enfin comment on fe noie, pour tâcher de
faire appliquer & trouver même toutes les efpèces de
fecours qui conviennent aux noyés.

Comme plufieurs caufes concourent à leur mort,
on ne doit pas l'attribuer plutôt à l'une qu'à l'autre;
feulement on eft obligé d'examiner chacune en particulier, pour connoître fon effet propre & pour le
diftinguer de l'effet des autres; & c'eft alors qu'on voit
qu'il n'en faut pas tant où une feule fuffit.

Voici un phénomène qui montre fenfiblement les
effets d'un ralentiffement marqué dans la circulation des
humeurs. Deux hommes animés par la colère, fatisfont
leur rage en fe portant des coups mortels; on leur jette
un feau d'eau fur le corps, & ils fe retirent, en perdant
une envie de fe faire du mal, qui n'eft plus chez eux
que l'effet de la réminifcence : ce changement fubit
vient de celui de leurs humeurs; la colère les avoit
développées, raréfiées & fouettées au point que le feu
paroiffoit dans leurs yeux étincelans; un peu d'eau

froide les condenfe, tranquillife leur fougue, & ne laiffe fubfifter qu'une légère action tonique, que ce développement de matière phofphorique, propre à entretenir cette chaleur douce qui convient à une vie tranquille, qui eft l'état naturel de l'homme. Ce fait, que perfonne ne contefte, n'eft qu'une foible image de ce qui fe paffe dans les noyés; les fuivans frappent mieux au but.

On fait que pour guérir un fou, on le met dans un bain d'eau froide, où l'on mêle peu à peu de la neige ou de la glace. Il eft arrivé quelquefois que le froid a été fi grand que le malade y a fuccombé : cependant un fou a plus de chaleur dans le fang, plus de rapidité dans la circulation & plus de roideur dans les fibres, & malgré cela il périt la tête hors de l'eau, par le froid feul, qui arrête la circulation, malgré l'accès de l'air libre qui favorife le jeu de la poitrine, & par-là celui du cœur.

C'eft par la même raifon qu'on périt par le froid, pendant le fommeil fur-tout, & quelquefois malgré l'exercice de la marche. Le fang fe condenfe fi fort, les vaiffeaux fe rétréciffent, & la circulation fe ralentit au point que le mouvement des humeurs ceffe, & la vie en même temps : cependant il y a ici du mouvement ; l'élafticité de l'air froid & la force des folides, doivent faire un contre-poids confidérable contre la congélation des humeurs, & le froid appliqué par l'air eft bien inférieur en puiffance à celui qui eft appliqué

par l'eau, qu'on peut regarder en ce cas comme une
espèce de corps folide, relativement à l'air. Auffi
Pechlin *(i)* penfe-t-il que les plongeurs ne vivent
long-temps fous l'eau, que parce qu'ils ont le fang
froid & glutineux, comme celui des poiffons ; ce
tempérament leur permet de foutenir long-temps le
froid de l'eau, où ils éprouvent un état moins différent,
& parce qu'il leur faut auffi moins d'air pour la refpiration & pour la tranfpiration, qui, felon cet auteur,
doivent être en équilibre au fujet de l'air qu'elles
doivent pomper pour la confervation de l'individu;
l'air étant quelquefois capable de rediffoudre le fang
coagulé, ainfi qu'il l'a vu dans des pendus à qui il en
fouffloit dans les vaiffeaux. Mais après des faits fi bien
vus, on eft étonné que le même auteur connoiffe des
moyens pour rendre la refpiration, & qu'il n'en connoiffe aucuns pour rétablir la tranfpiration, c'eft-à-dire
pour favorifer l'action de l'air par les pores de la peau,
quoiqu'il confeille l'ufage des frictions sèches avec les
liqueurs fortes, & qu'il en fente tout le prix. Il n'eft
pas moins fingulier qu'il ne parle pas de l'injection de
l'air dans les inteftins, ni de la néceffité d'enfler le
poumon en foufflant par la bouche *(n.° 5)*; auffi ne
penfe-t-on pas à lui faire un crime d'avoir ignoré les
fondemens de l'application de la cendre chaude *(n.° 2)*,
puifqu'il ne parle même pas de cette application.

La caufe du froid qui arrête la circulation, feroit

_____

(i) De vitâ fub aquis, page 119.

donc feule capable de tuer; mais celle de la fuffocation étant capable de tuer feule auffi, comme on le voit dans ceux qui ont été expofés à la vapeur du foufre, du vin fermentant, des charbons allumés & autres mouffettes, ou plus fimplement encore dans les animaux qu'on a privés d'air dans la machine pneumatique, ou même qu'on laiffe fous le récipient avec tout l'air qu'il contient, & qui n'en périffent pas moins, parce que cet air perd fon élafticité faute d'être renouvelé, & qu'ils ne refpirent que leur propre tranfpiration. On voit que les noyés ont encore, de plus, contre eux l'eau qui leur pénètre le corps, & qui entre quelquefois dans leurs poumons & dans l'eftomac, fans parler du fang, que nous examinerons dans la fuite.

On dit *quelquefois* d'après l'expérience, & par les confidérations fuivantes. Si un homme tombe dans l'eau avec une bonne quantité d'air dans la poitrine, on préfume qu'il ne fera pas tenté d'en vouloir infpirer davantage, & conféquemment qu'il ne tirera pas d'eau d'abord : fi le froid le tue avant qu'il ait rendu tout fon air, il n'aura donc pas tiré d'eau ; ce cas doit être fort rare, & il l'eft en effet ; car la crainte de celui qui tombe, vide l'air de fes poumons, en lui ferrant la poitrine, & le premier mouvement d'un homme plongé fous l'eau eft d'en vouloir repomper, ce qui introduit l'eau dans fes poumons. Mais il peut fe faire que la première goutte qui tombe dans la trachée-artère, lui caufe des convulfions capables de le fuffoquer avant qu'il ait eu le temps de tirer de l'eau. Tout le monde fait ce qui se passe quand on avale de travers, selon le langage vulgaire, c'est-à-dire quand une miette de pain ou une goutte d'eau tombent dans la trachée-artère ; on tousse par convulsion jusqu'à ce qu'elle soit sortie : si, pour continuer la toux, on inspire un peu de nouvel air, la miette rentre, & alors on tousse plus fort, jusqu'à épuiser tout l'air contenu dans le poumon. Il n'est personne qui n'ait senti dans ce moment un étouffement, une espèce d'agonie, qui, pour peu qu'elle eût duré, eût été suivie de la mort. Mais si nous supposons cet homme sous l'eau, il doit succomber nécessairement à la première inspiration, & peut-être même auparavant, à cause du saisissement ; à l'air libre, il a été tout près ; sous l'eau, la moindre goutte peut suffire. On a observé qu'en même temps le visage de cet homme est devenu gonflé, rouge & violet, comme on le voit dans les enfans qui commencent à pleurer ; la grande sensibilité du premier moment les fait crier par éclats ou par convulsion, jusqu'à ce qu'ils aient aussi épuisé tout l'air de leur poumon. Ils passent même quelques secondes sans rendre de son, & sans inspirer de nouveau ; peu s'en faut qu'ils n'étouffent, & il ne seroit pas étonnant que cela fût arrivé : quelques-uns s'évanouissent alors pendant un certain temps. On les fait revenir par deux moyens opposés ; on leur pince le nez & on leur souffle dans la bouche, comme aux noyés *(n.° 5)* ; ou-bien, leur laissant les narines ouvertes, on pompe brusquement par leur bouche, non pour tirer de l'air du poumon, car il n'y en a plus, mais pour donner à ce viſcère des pincemens qui ſubſtituent la convulſion à l'apathie, & le forcent d'inſpirer.

Mais ſi un homme eſt tout près d'étouffer à l'air libre, ne ſera-t-il pas ſuffoqué ſous l'eau ſans recommencer l'inſpiration! s'il la recommence, inſpirera-t-il beaucoup d'eau! ou s'il n'en tire qu'une goutte, elle lui redonnera les mêmes convulſions, & le fera ſuccomber la ſeconde fois, s'il va juſque-là. L'un & l'autre arrive ſans doute, puiſqu'il y a des noyés qui ne rendent pas d'eau, & que d'autres en rendent; mais dans ce dernier cas, il peut ſe faire encore que la tranſpiration du poumon faſſe une partie de cette eau. Cette tranſpiration, qui eſt abondante dans l'homme ſain, doit augmenter en raiſon de la ſueur froide qu'éprouvent ceux qui ſe trouvent mal, & ſur-tout du râle qu'on obſerve chez les mourans.

En examinant le ſentiment & les obſervations des auteurs qui ont traité cette matière, on ne trouve rien de conſtant à ce ſujet : dans certains noyés, ils ont trouvé de l'eau dans l'eſtomac & dans le poumon ; dans quelques-uns, point du tout, & dans d'autres, ils n'en ont vu que dans l'une de ces cavités indiſtinctement. Cette différence ne peut être attribuée à leur inattention, ni à un eſprit de ſyſtème ; elle ne vient pas non plus d'une contradiction de la Nature, qui ſuit toujours des loix conſtantes, mais variées ſelon les cauſes antécédentes.

On a tâché de faire fentir qu'un rien changeoit l'état de ces fortes d'accidens, & conféquemment qu'on n'en pouvoit conclure rien de certain.

L'ufage où étoient les Grecs & les Arabes, de fufpendre les noyés par les pieds, prouve qu'ils en avoient vu, au moins quelques-uns, rendre de l'eau par la poitrine ou par l'eftomac. On voit, avec peine, le fameux Sennert recommander auffi cette pernicieufe méthode.

La coutume de rouler auffi les noyés dans un tonneau défoncé par les deux bouts, vient du même motif. Il en eft queftion dans *Alexand. Benedictus, 7, de morbis cur. cap. 3;* dans *Codronchus, de iis qui aquis fubmerg.* dans *Chriftop. à Vega, art. med. lib. V, fect. 5, cap. 8;* & dans *Th. Bartholin, hift. anat. cent. 6, obferv. 68:* mais tous n'ont pas donné dans cette erreur. D'autres ont douté de l'efficacité de cette pratique; ils la rejettent même, en confeillant, d'après leurs propres fuccès, l'ufage des fomentations faites fous des couvertures chaudes, des frictions avec des linges ou des flanelles, qu'on arrofe de liqueurs fpiritueufes, dont ils font prendre auffi intérieurement: tels font *Foreftus, 15, obf. 26; Platerus, obf. pag. 224; Langelott, mifcell. nat. cur. dec. 1, ann. 6, obf. 20; Pechlin* & autres auteurs qui ont eu occafion de traiter de ces fortes d'accidens; à quoi il faut ajouter que *Foreftus* en particulier, recommande en ce cas, la décoction des fleurs de camomille (l'infufion plutôt), comme le plus excellent de tous

les

les remèdes qu'on puiſſe employer. On voit cependant
que *Zacchias* & *Rodericus à Caſtro*, ne peuvent aſſurer
poſitivement qu'il ſe trouve de l'eau dans les noyés ; le
premier penſant qu'ils périſſent plutôt de ſuffocation,
qu'en vertu de la maſſe d'eau qu'ils ont pu abſorber,
où qui a pu pénétrer dans leurs cavités ; & le ſecond
aſſurant que les noyés ne contiennent pas tous de l'eau,
mais qu'ils ſuccombent plutôt par la réſolution de leurs
humeurs, qui ſe dilatent en vapeurs ; phénomène qu'on
voit par le gonflement de ceux-qui ont eu le temps de
croupir & de ſe putréfier ſous l'eau : mais on ſait ce
qu'il faut penſer d'une dilatation de vapeurs ſous l'eau,
& que c'eſt le dégagement de l'air ſeul qu'il a pris pour
des vapeurs raréfiées ; & d'ailleurs ce dégagement de l'air
n'eſt pas la cauſe de la mort, puiſqu'il eſt occaſionné
dans les premiers inſtans de la ſubmerſion, par la ſuffocation, & que par la ſuite il ne vient que du croupiſſement
ou de la macération, dont l'effet ne peut être un peu
marqué que pluſieurs jours après la mort.

Bohnius (k) ayant ouvert quelques noyés, n'a trouvé
que peu d'eau & quelquefois point du tout dans le
poumon & dans l'eſtomac ; il a même noyé des chiens
à deſſein de s'en éclaircir ; & après les avoir ouverts,
il n'a trouvé d'eau dans aucun. La même choſe eſt
arrivée à *Platerus, quæſt. med.* à *Waldſchmid, Ephem. nat.
cur. dec. 2, ann. 6, obſ. 53.* Auſſi la Faculté de Médecine

(k) *De renunciatione vulnerum.* Lipſiæ, 1689, 1711, 1732,
1755; *in-8.°*

D

de Leipfic, en 1689, déclara - t - elle fufpectes les conféquences qu'on pouvoit tirer de l'abfence ou de l'exiftence de l'eau dans le corps des noyés.

Malgré ces découvertes, *Becker (l)* eft le premier, à ce qu'il dit (de fa ville apparemment) qui, contre le fentiment généralement reçu, a enfeigné que les noyés ne buvoient point, & n'infpirent pas même d'eau dans leur poumon, & qui a frondé le préjugé où l'on étoit de conclure que quand il ne fe trouvoit d'eau dans aucune des cavités de leur corps, leur mort venoit de toute autre caufe que de la fubmerfion. Un chien & un homme dans le corps defquels il ne trouva pas du tout d'eau, l'engagèrent à faire de nouvelles obfer-vations, qui forment la matière *(m)* de fon Traité. En ouvrant l'homme noyé *(n)*, qui étoit refté quelques femaines fous l'eau, & qui avoit des fignes de putré-faction, il trouva encore dans fon eftomac, la bière dont l'ivreffe l'avoit fait tomber dans l'eau, avec beau-coup plus d'air, ainfi que dans les inteftins. Le poumon étoit abfolument fans eau, mais fi gonflé d'air qu'il dépaffoit de beaucoup le thorax ouvert. Il en étoit de même du cadavre *(o)* qui n'avoit été que cinq jours

(l) *Joh. Conradi Beckeri, Paradoxum medico-legale de fubmerforum morte fine potâ aquâ.* Gieffæ - Hafforum, 1704; *in - 8.ᵉ* de 142 pages. — *Jenæ, 1729.*

(m) Préf.

(n) Page 20.

(o) Page 44.

fous l'eau. Et il penfe, avec raifon *(p)*, que la glotte
fe ferme par le gonflement confidérable qu'elle éprouve
par elle - même & par les parties qui l'environnent,
pendant la fuffocation, comme on le voit auffi dans
ceux qui avalent de travers. Enfin il fait obferver que
cet air ne fort des inteftins & du poumon que quand
on lui ouvre un paffage avec le fcalpel.

Littre conclut de fes obfervations anatomiques *(q)*,
que l'eau s'introduit dans les poumons des noyés.
Lancifi ne reconnoît point d'autre caufe de leur mort *(r)*;
& il fe rapproche en cela du fentiment d'*Ettmuller*,
qui avoit attribué cette mort tout-à-la-fois & à la fuppreffion de l'air & à l'infpiration de l'eau. M. Louis *(f)*
a prouvé depuis par plufieurs expériences, que l'eau
qui entre dans le poumon, eft une caufe de leur mort.
Il a noyé un chat dans de l'eau mêlée d'encre, & il
en a trouvé les poumons noirs & remplis de la même
eau noire ; en répétant l'expérience avec des eaux diffé-
remment teintes, il a conftamment trouvé les poumons
teints de la couleur employée.

Mais non content d'avoir prouvé que l'eau entroit
dans les poumons des animaux qui fe noient, il voulut
démontrer qu'elle n'entroit pas dans le poumon de ceux

(p) Page 1 0 0.

(q) Académie des Sciences, *année* 1 7 1 8.

(r) De *fubitaneis mortibus*. Romæ, 1700 — 1707, in-8.°

(f) Lettres fur la certitude des fignes de la mort. *Paris,* 1 7 5 2,
in - 1 2.

D ij

qu'il avoit fait fuffoquer auparavant *(t)* : il en tint donc plufieurs fous l'eau pendant quelques heures, & il fut convaincu que le mouvement de l'infpiration étoit abfolument néceffaire pour pomper l'eau; phénomène qui a lieu auffi dans le fœtus, qui n'abforbe point l'eau de l'amnios avec fon poumon, parce qu'il n'a pas encore l'ufage de la refpiration.

« Pour examiner, dit le même auteur, ce qui fe » paffe dans un animal qui fe noie, je fis attacher aux » deux pattes de derrière d'un chien, un poids double » de celui de fon corps; j'y ajoutai une ficelle de dix » ou douze pieds, que je tenois dans la main : on jeta » ce chien, ainfi préparé, dans l'eau claire d'un réfervoir » bien nétoyé, pour obferver tout ce qui s'offriroit à la » vue. Avec la ficelle que j'avois à la main, je foutenois » le poids de l'animal, de manière qu'il eût deux ou » trois pouces d'eau par-deffus la tête. Il fe débattit » beaucoup, remuant les pattes de devant & faifant des » efforts pour nager : après deux ou trois minutes il fortit » de fa poitrine beaucoup d'air, qui forma de groffes » bulles à la furface de l'eau; un moment après, l'animal » s'agitant toujours, il fortit de l'air en moindre quantité & plus à la longue: il fit la culbute & parut mort ».

Cette expérience, répétée plufieurs fois, prouve que

(t) Si la fuffocation empêche l'eau de pénétrer dans le poumon, il peut donc fe faire que la fuffocation par l'eau produife auffi quelquefois le même effet; & il faut bien que tous les chiens de Bohnius & de Becker aient été dans ce cas.

ce chien n'a eu un befoin preffant de renouveler l'air
de fa poitrine qu'au bout de deux ou trois minutes,
que jufque-là il a tenu fa glotte fermée, & que l'ayant
ouverte comme pour infpirer de l'air, il a pompé de
l'eau, parce que les animaux terreftres n'ont pas d'organes pour en féparer l'air: cette eau infpirée a chaffé
du poumon l'air qui a été vu en groffes bulles, parce
qu'elles étoient formées par la vifcofité de l'humeur
bronchique.

L'exemple des plongeurs prouve, de même que
celle du chien, que leur glotte eft fermée quand ils
s'enfoncent fous l'eau: comme ils ne font pas dans la
claffe des hommes qui fe noient volontairement ou par
hafard, avant que de plonger ils ont la précaution de
faire une longue infpiration, pour renfermer dans leur
poumon une grande quantité d'air, qu'ils ne lâchent
que peu à peu; par la raifon fimple qu'on peut retenir
dans fes poumons un grand volume d'air, beaucoup
plus long-temps qu'on ne peut refter dans cet état
intermédiaire, entre l'expiration finie & la néceffité de
recommencer l'infpiration; fans compter qu'en lâchant
peu à peu une petite portion de leur air retenu, la
poitrine fe trouve foulagée par la diminution de preffion,
& par une petite action qui joue, en quelque forte,
l'alternative de la refpiration fans la remplacer; car il
faut qu'ils reviennent à la furface de l'eau pour faire
la même forte infpiration, ayant été obligés jufque-là
d'avaler une petite gorgée d'eau toutes les fois qu'ils

ont lâché de leur air; ce que le chien a fait auffi probablement, mais fans qu'on l'ait pu voir.

Mais un homme qui retient de l'air dans fes poumons, ferme volontairement la glotte, par le refferrement & par l'épiglotte, & la tient fi fortement dans cet état, qu'il peut faire les plus grands efforts fans rien lâcher de fon air. C'eft cet état que Boërhaave appelle *nixus expiratorius,* effort d'expiration, que tout homme peut obferver fur lui-même quand il veut fe débarraffer de fes excrémens, ou même lever ou pouffer un fardeau pefant, auquel cas l'effort peut être fi violent qu'il en réfulte quelquefois une hernie. La glotte & l'épiglotte font les principaux & les plus forts agens de cette opération, dans laquelle la glotte monte auffi un peu, pour favorifer & renforcer la fuppreffion de l'air, conjointement avec la tuméfaction des parties environnantes; ce qui fait que quand on confent à lâcher un peu de cet air, pendant un refte d'effort, il fe fait un fifflement mêlé de quelque fon rauque de la voix, approchant de la toux. Il eft donc inutile de fe pincer le nez en plongeant. Tout le monde peut obferver encore que l'action d'empêcher la fortie de l'air par le nez, eft fort différente de celle de la glotte, & dépend d'organes différens. Les plongeurs peuvent ufer de ce petit manège (de fe pincer le nez) en croyant mieux faire ou pour en impofer; mais quand ils font fous l'eau, ils ont autre chofe à faire qu'à fe tenir par le bout du nez. Pour en revenir au chien qui n'a rendu fon air,

en groffes bulles, que deux ou trois minutes après fa
fubmerfion, il paroît que cet animal a eu, par inftinct,
la précaution du plongeur; l'idée du danger ne l'en a
point empêché: il n'a point eu la même frayeur que
les hommes qui tombent dans l'eau, qui doivent, par
cette raifon, y perdre connoiffance beaucoup plus vîte:
on leur a toujours fait peur de cet élément, & il leur
faut de l'étude pour favoir s'en tirer.

Mais la frayeur de l'homme ne doit pas être la feule
caufe capable de le faire périr plus vîte que le chien:
on fait que cet animal a le tiffu de la peau plus ferré,
& qu'il tranfpire moins; il doit auffi, conféquemment,
abforber moins d'air par la peau, & en avoir moins de
befoin (voyez le *n.*° *2*, & ce qui eft tiré de Pechlin):
On ne peut donc, fans beaucoup de reftriction, admettre
de comparaifon entre un homme & un chien qui fe
noient.

En infiftant fur la fermeture volontaire de la glotte,
c'eft dire, en d'autres termes, qu'elle doit s'ouvrir
quand l'animal n'a plus de fentiment; mais cette ouverture ne fait rien à la chofe: il y a gonflement dans
la gorge & bouffiffure dans les poumons. Nous verrons
plus bas comment la glotte peut fe refermer encore.

Le même auteur nous apprend qu'ayant traité un
noyé, dont il n'avoit pu tirer du fang du pied, mais
feulement de la jugulaire, qui recouvra l'ufage de la
refpiration & qui mourut peu après, il en fit l'ouverture.
Il trouva environ huit onces d'eau entre la plèvre & le

poumon, &, malgré cet épanchement, les poumons
étoient plus gonflés qu'ils ne doivent l'être naturellement. Pour s'affurer fi cette eau ne s'étoit point
épanchée dans la cavité de la poitrine par tranffudation,
il fit noyer des animaux, les rappela à la vie, & les
ouvrit enfuite vivans. Il n'y trouva point d'eau dans les
deux cavités de la poitrine, & il jugea que l'épanchement
des noyés n'étoit fans doute que l'humeur qui exfude
naturellement de la plèvre des côtes & de la plèvre du
poumon, qui s'augmente à l'heure de la mort, loin
d'être réforbée.

Dans le premier Mémoire de la Société d'Amfterdam,
on ne trouve que quatre noyés fur dix-neuf, qui aient
rendu de l'eau : celui du *n.° 1*, qui en rendit un peu ;
celui du *n.° 12*, qui en rendit un feau, qu'on ne peut
pas juger venir du poumon ; celui de Fleffingue, *n.° 16*,
dont on trouve ici l'obfervation ; & enfin l'enfant du
n.° 17, qui en rendit auffi un peu *(u)*.

II

(u) On peut encore confulter les ouvrages fuivans :

Craufius, Difput. de reftitutione in vitam fuffocatorum laqueo vel aquâ,
Jenæ, 1705.

Jac. Smith, De fubmerforum morte. Pragæ, 1727.

Chrift. Guil. Charifius, Difput. de morte fubmerforum in aquis. Regiom.
Boruff. 1735.

Rud. Aug. Behrens, dans fon ouvrage allemand anonyme, qui a pour
titre : *Méthode pour rappeler les noyés à la vie.* Braunfchweig, 1742.

*Ge. Aug. Langguth, Diff. de reddendâ recens præfocatis ademtâ
animâ.* Witeberg. 1748.

Ejufd.

Il réfulte donc de ce qui a été dit jufqu'ici, qu'on périt fous l'eau, de la ceffation du mouvement des humeurs, occafionnée fur-tout par le froid & par le défaut d'air, ou par la fuffocation, foit qu'il y ait de l'eau dans le poumon, ou qu'il n'y en ait pas.

Refte à examiner en particulier, quelques autres phénomènes que le fang produit encore de fon côté, en faifant toutefois précéder l'exemple de deux bons traitemens, pour montrer en action ce qu'on n'a vu qu'en principes.

« Une fille de dix-huit ans tomba d'une terraffe « dans la rivière (x); elle fut entraînée fous une cafcade, « & de-là fous des maifons, à la diftance d'environ cent « cinquante pas, jufqu'à une tannerie, où elle fut arrêtée « par fes jupes, à un pieu planté fur la rive. On ignore « le temps précis de fa chute, & conféquemment celui «

Ejufd. program. De curatione recèns præfocatorum magis imperandâ quam impediendâ. Witeb.

Joh. Ern. Hebenftreit, Anthropologia forenfis. Lipfiæ, 1751, in-8.° de 626 pag. — Lipfiæ, 1753, in-8.°

Joh. Gottfr. Brendel, Diff. fiftens experimenta circa fubmerfos in animalibus inftituta. Refpond. Eman. Joh. Albert Evers. Goetting. 1753; edit. 2ª, 1754.

Halleri, Opufcula patholog. obf. de fubmerfis. 1755.

Joh. Georg. Roederer, Progr. quo obfervationum de fuffocatis faturam exhibet. Goetting. 1755, in-4.° de 53 pag.

Idem Roederer, De fuffocatis. Goetingæ, 1760.

(x) Lettre de M. du Molin, Médecin de Cluny, publiée dans les annonces & affiches, *Mai 1757,* & par M. Ifnard.

E

» pendant lequel elle put avoir été accrochée au pieu;
» mais ce temps doit être affez long, puifque fa mère
» & la maîtreffe dont elle étoit domeftique, la cherchoient
» depuis plus de deux heures, quand le tanneur la trouva
» fur le bord de la rivière.

» Après qu'on l'eut tirée de l'eau, je paffai par hafard,
» dit M. du Molin, près de la maifon où elle étoit; &
» y étant entré avec la foule des curieux, je la trouvai
» étendue devant le feu. Je repréfentai le danger de la
» laiffer expofée à cette chaleur; elle étoit fans mou-
» vement, glacée, infenfible, les yeux fermés, la bouche
» béante, le teint livide, le vifage bouffi, tout le corps
» enflé, chargé d'eau & fans pouls.

» Je demandai des cendres qui n'euffent point fervi
» à la leffive. Il avoit plû tout le matin, & l'air étoit
» encore humide. Je fis mettre ees cendres dans des
» chaudières fur le feu (y), pour leur donner une chaleur
» convenable; j'en fis étendre fur un lit, de l'épaiffeur
» de quatre doigts: on y coucha la noyée toute nue,
» & on la couvrit d'une pareille quantité de cendres; on
» lui couvrit le cou d'un bas & la tête d'un bonnet, garnis
» des mêmes cendres, & on étendit fur elle le drap &

(y) Pour mettre tout le temps à profit, il falloit, en attendant,
donner la fumigation de tabac, les friĉtions sèches avec les linges
chauds, & les liqueurs fpiritueufes, qu'il falloit auffi mettre fous le
nez. Il faut pourtant convenir que M. du Molin s'eft conduit avec
une fagacité & avec une prudence vraiment dignes d'éloges, & que
fon traitement a été fuivi du plus heureux fuccès, en moins de temps
qu'aucun autre peut-être.

la couverture. Une demi-heure s'étoit à peine écoulée, « que le pouls de la noyée se rendit sensible : sa voix « revint, d'abord inarticulée; mais, après quelques bé- « gaiemens, elle prononça ces mots : *Je gèle, je gèle*. Je « lui fis prendre une cuillerée d'eau-clairette, & je la « laissai ensévelie dans les cendres pendant près de huit « heures. Après ce temps, elle en sortit rétablie entiè- « rement; il ne lui restoit qu'une lassitude, qui se dissipa « le troisième jour : toutes les eaux s'écoulèrent par la voie « des urines ; l'évacuation en fut si abondante qu'elles « percèrent le lit & inondèrent la chambre. Cette fille « a été mariée depuis son accident, & elle est mère de « trois enfans. «

L'ætiologie de ce phénomène, continue M. du Molin, « ne doit point se chercher ailleurs que dans les parties « salines & terreuses de la cendre », aidées par la chaleur. Telles sont les loix physiques des corps, que quand on en approche un chaud d'un froid, tous les deux se mettent au même degré de température; la même chose arrive entre un corps sec & un corps humide; l'équilibre de toutes ces qualités s'établit dans les corps qui ont un contact immédiat. Il y a encore plus ici. « La surface du corps est criblée d'une infinité de « tuyaux perspiratoires, de filières, de pores absorbans; « chacun de ces tuyaux, ou la plupart, offroit son orifice « aux molécules de la cendre saline; les particules salines « dissoutes par l'eau dont tout le corps étoit pénétré, « au moins à l'extérieur, se mêloient avec chaque petite «

» colonne engorgeant les orifices des vaisseaux, la dif-
» solvoient, & rendoient ainsi par leur action dissolvante
» & irritante, le libre exercice aux fibres vasculaires qui
» ne pouvoient exercer l'oscillation vitale: ce mouvement,
» il est vrai, étoit foible dans chaque tuyau séparément;
» mais, comme il se faisoit dans tous à la fois & dans
» toute la surface du corps, & qu'il pénétroit de proche
» en proche jusqu'au centre, il occasionna l'écoulement
des eaux par les urines ». M. du Molin nous a appris *(z)*
qu'il tenoit cette heureuse application du bain de cendres
à la noyée de Cluni, d'une expérience dont il s'étoit
amusé pendant son Cours de Physique, où il avoit appris
que les mouches noyées étoient rappelées à la vie au
bout de quatre ou cinq minutes, quand on les couvroit
de cendres ou de sel, tandis que celles qu'on aban-
donnoit à l'air & sans secours, ne revivoient plus.

C'est en effet le concours de toutes ces causes qui
a produit un effet plus prompt & plus efficace que les
autres moyens connus. Il ne reste rien à desirer dans
cette cure: cette méthode a seule rempli toutes les
indications, & remédié à tous les désordres. Il paroît
que la dissolution des humeurs par l'alkali fixe des
cendres, qui les a si bien charriées à la veffie, a rendu
la saignée inutile, en résolvant la viscosité catharrale qui
résulte de la froideur de l'eau; car autrement comment
concevoir qu'un sujet jeune & vigoureux auroit été
parfaitement rétabli sans saignée! On est aussi très-porté

(z) Seconde lettre, du 10 Mai 1758.

à croire que l'alkali des cendres, qui est très-chargé d'air, ainsi qu'on peut s'en convaincre en le combinant avec quelqu'acide, en introduit par les pores, & que c'est cet air en partie qui résout si promptement le sang coagulé faute de ce même air qui s'est réfugié dans le poumon, qu'il gonfle & rend très-spongieux. (Voyez le n.° 5 du traitement). Il seroit à souhaiter d'avoir un parallèle exact entre l'action des cendres, celle du sable & celle du sel. Au reste, M. du Molin admet toutes les espèces de cendres, & la Société de Hollande paroit ne recommander que celles de bois.

On auroit desiré savoir si la malade n'avoit point rendu d'eau avant sa visite, ou pendant le transport: il n'en dit rien; & il y a toute apparence qu'il n'auroit pas omis ce fait s'il en eût été le témoin oculaire ou auriculaire. D'ailleurs l'eau de la poitrine ou celle de l'estomac, a pu passer par les urines avec celles du sang. Telles sont les loix de l'économie animale. Personne ne contestera le fait sur l'eau de l'estomac; quant à celle qui pouvoit être dans le poumon, il faut faire attention que comme ce n'est que de l'eau, ce fluide peut être resorbé par toutes les parties de notre corps.

Au reste, quoiqu'on ait donné cette observation dans toute son étendue, on ne la présente pas comme l'unique exemple qu'on puisse imiter; ce secours ne doit pas fermer les yeux sur les autres, sur-tout dans le cas où il n'auroit pas un succès marqué, parce qu'il

38

peut fe faire que ce fuccès vienne, en grande partie, de la bonne conftitution du fujet.

Quoi qu'il en foit, il y a toujours un avantage réel à l'employer, & il fe recommande avantageufement de lui-même: on a par-tout des cendres fous la main; il eft rare qu'on ne puiffe pas remplir des conditions fi aifées & d'un ufage fi commun; & il faut fi peu de temps pour juger du fuccès, qu'on peut fe redreffer, fans avoir rien perdu, au cas que ce moyen ne réponde pas aux juftes efpérances que les traitemens antérieurs en auroient fait concevoir: il ne faut rien négliger pour n'avoir rien à fe reprocher.

Sur le bord de la mer, on fera obligé de fuppléer aux cendres, fi elles fe trouvent trop éloignées, par le fable couvert du fel de la mer, échauffé par les rayons du foleil, ou par quelque petit feu de brouffailles qu'on allume deffus; ainfi on y peut préparer fur le champ, un lit capable de réchauffer & de ranimer un noyé.

« A Fleffingue (a), le 14 octobre 1768, à une » heure & demie après midi, *Jean Hafel,* Allemand de » naiffance, âgé de vingt-trois ans, qui avoit fervi comme » foldat fur la frégate de guerre *le jeune Prince d'Orange,* » étant fortement pris de vin, tomba du pont de la Bourfe » dans l'eau, où il demeura une demi-heure. Quand il » en eut été tiré, il avoit les yeux fermés, la bouche » ouverte, le vifage livide; il étoit abfolument froid, fans » mouvement, fans fentiment, fans refpiration, fans

(a) Hift. & Mém. de la Société d'Amfterdam, 1768.

pouls ni battement de cœur. On le porta dans une «
auberge, mais l'hôtesse refusa de l'y laisser, étant «
imbue du préjugé si commun que cela lui étoit interdit: «
on fut donc obligé de le coucher au bas du perron «
de la maison voisine, jusqu'à ce qu'un des assistans «
eût certifié à l'hôtesse qu'il lui étoit permis de le «
recevoir, & se fût même rendu caution pour les torts «
qu'elle craignoit, auquel cas elle consentit à le laisser «
entrer chez elle. Il s'étoit passé encore une demi-heure «
depuis qu'il avoit été tiré de l'eau, & il n'avoit donné «
aucun signe de vie. On alluma du feu, auprès duquel «
on le mit; on le déshabilla, & on lui frotta fortement «
tous les membres, avec des linges chauds trempés dans «
de l'eau-de-vie: au bout de trois quarts d'heure il «
sortit quelqu'écume de sa bouche. On continua de «
même jusqu'à quatre heures; alors on lui tira neuf «
onces de sang de la jugulaire; & quelques minutes «
après il vomit un peu d'eau. On lui mit sous le nez de «
l'esprit de sel ammoniac, puis on mit en œuvre le «
fumigateur, qu'on n'avoit pu se procurer plus tôt. «
(manquer de pipes en Hollande!) Une quantité de «
fumée de tabac ayant été soufflée dans son corps, il «
se fit un grouillement dans le bas-ventre, & il rendit «
encore un peu d'eau; ses yeux s'ouvrirent enfin, & il «
recouvra le sentiment: on lui fit avaler un demi-verre «
d'eau-de-vie, dans laquelle on avoit mis quelques «
gouttes d'esprit de sel ammoniac, qu'on lui fit encore «
sentir, & on reprit les frictions. La circulation du sang «

» s'étant fortifiée, on lui fit au bras une faignée révulfive;
» fur quoi il commença à parler, & demanda qu'on le
» laifsât un peu dormir : on l'étendit à cette fin fur des
» bottes de paille, jufqu'à ce qu'on *eût obtenu la permiffion*
» de le tranfporter à l'Hôpital, où il coucha cette nuit.
» Il partit le lendemain pour Middelbourg, à peu près
» rétabli, finon qu'il fembloit avoir un peu de fièvre &
» qu'il fentoit quelques douleurs dans les membres, ce qui
» n'étoit pas furprenant, vu les fatigues qu'il avoit effuyées
& les frictions qu'on lui avoit faites ».

Galien & *Chriftop. à Vega* affurent que ceux à qui il
fort de l'écume par la bouche ne périffent pas tous,
quoi qu'en dife Hippocrate, *aph. 43, fect. 2.* Le fait
rapporté ci-deffus confirme le fentiment de Galien.

Borel rapporte *(b)* qu'on rendit la vie à un noyé,
qui avoit demeuré long-temps fous l'eau, en le mettant
d'abord dans un lit bien chaud, & lui appliquant fur
la région du cœur du pain rôti, émietté & humecté
d'eau-de-vie, ce qu'on renouvela fouvent; & en lui
faifant des frictions sèches par tout le corps, jufqu'à
rougeur. Le même auteur guérit un homme qui tomba
dans la chaux *(c)*, en le lavant dans de l'eau tiède, &
lui donnant de la confection hyacinthe.

Le dragon noyé, dont M. Duchemin de l'Étang *(d)*

(b) Hift. & obferv. *cent. 2, obferv. 2,* Francofurti, 1676, *in-8.*
(c) Ibidem, *cent. 4, obf. 30.*
(d) Mém. fur la caufe de mort des noyés. *Paris, Didot, 1771,* in-8.° *de 30 pages.*

nous a donné depuis peu l'obſervation ; n'avoit non
plus que du ſang écumeux dans le poumon ; on n'y a
pas trouvé d'eau, & il tiroit la langue ; tous phénomènes
qu'il a vus préciſément les mêmes dans un autre noyé,
qu'on ne ſauva pas, non plus que le dragon. M. Portal,
qui a ouvert pluſieurs ſujets noyés, & un grand nombre
d'animaux noyés à deſſein, a aſſuré à M. de l'Étang
avoir trouvé rarement de l'eau dans leur poumon, ou ſi
peu que cela n'étoit pas comparable à la féroſité qui ſe
trouve dans les voies aëriennes de certains catharreux,
ſouvent morts d'une cauſe étrangère à cette maladie.
Depuis, le même M. Portal lui a aſſuré qu'ayant eu de
nouvelles occaſions d'ouvrir des noyés, il n'y avoit
pas aperçu le moindre veſtige d'eau étrangère. Enfin
M. de l'Étang ne regarde l'eau qui ſe trouve dans les
poumons de quelques noyés, que comme un accident,
ſemblable à peu près à celui de ce mouton, dans la
trachée-artère duquel il trouva de l'herbe mâchée, ou
de ce bœuf, qui a préſenté le même phénomène à
M. Portal.

Nous ne ſuivrons pas M. de l'Étang dans le reſte de
ſa Diſſertation, qui eſt polémique & oppoſée à l'ouvrage
de M.rs Faiſſole & Champeaux *(e)*, dont nous allons
extraire quelques paſſages, en en écartant auſſi tout ce
qui eſt de médeçine légale ; notre but étant de nous
renfermer dans la recherche des ſecours dûs aux noyés,

_____

(e) Expér. & obſerv. ſur la cauſe de la mort des noyés. *Lyon &*
Paris, Didot, 1768, in-8.° *de* 375 *pag.*

F

en tâchant de faire concevoir comment on meurt de
fubmerfion, pour engager à en perfectionner le traitement autant que cela fe pourra. Il faut pourtant
prévenir que le but de ces deux Chirurgiens eft de
prouver qu'une fille qui ayoit paffé quinze jours fous
l'eau, étoit périe de mort violente, parce que les
vaiffeaux de fon cerveau étoient engorgés, & qu'il ne
fe trouva point d'eau dans le poumon.

« Nous avons prouvé, difent ces Meffieurs *(f)*, qu'en
» général les noyés ne rendent point de fang par le nez
» ni par la bouche, & qu'ils ne tirent point la langue
hors de la bouche. » Ce qui fuit eft du rapport des
Commiffaires, ou du jugement qu'ils ont porté.

« L'on convient généralement que les noyés *(g)*
» meurent fuffoqués par l'entrée de l'eau dans les poumons,
» qui en ayant chaffé l'air, tient les bronches gonflées, &
» fait féjourner le fang dans l'artère pulmonaire, faute
» d'un nouvel air, ou d'une nouvelle infpiration, pour le
» pouffer dans la veine du même nom & le conduire au
» cœur. Ces expériences font conformes à celles de
» M. Louis *(h)*, fur des chiens ouverts après vingt-trois
» jours de fubmerfion.

» On a trouvé conftamment les poumons de tous les
» animaux *(i)*, qui avoient été fubmergés vivans, remplis

(f) Pages 273, 335 & 362.
(g) Page 328.
(h) Page 329.
(i) Page 360.

d'une quantité plus ou moins grande d'eau écumeufe, «
quoiqu'ils n'euffent été ouverts que long-temps après «
avoir été noyés, qu'ils fuffent même déjà altérés par la «
putréfaction, & qu'on les eût retenus fufpendus la tête «
en bas. Au contraire, dans les animaux fubmergés après «
la mort, & qui n'ont pas été noyés, quelque long temps «
qu'ils aient féjourné dans l'eau, on n'a jamais trouvé «
ce fluide dans leur poumon.   «

Il n'eft aucune expérience où l'on n'ait conftamment «
vu cette écume vifqueufe *(k)*, foit dans les poumons «
des chiens récemment noyés, foit dans ceux qu'on a «
laiffé putréfier, & qui n'ont été ouverts que vingt-trois «
jours après avoir été noyés & fufpendus la tête en bas, «
foit enfin dans des poumons coupés en plufieurs portions «
& expofés à l'air pendant plufieurs jours.   «

On pourroit croire que cette eau écumeufe contenue «
dans les poumons, en fort *(l)* après quelque temps, ou «
eft repompée avant quinze jours par les petits vaiffeaux «
du tiffu pulmonaire; mais il eft décidé que cette eau «
écumeufe vient du mélange de l'humeur bronchiale «
avec l'eau qui y eft entrée: cette écume fe forme prin- «
cipalement aux extrémités des ramifications bronchiques, «
au moyen de l'air qui y refte enfermé, même après «
l'expiration ordinaire, & qui n'en fort conféquemment «
que dans les mouvemens violens & convulfifs de la «
poitrine d'un animal qui s'agite vivement », comme il

(k) Page 333.
(l) Pages 330 & 341.

F ij

arrive dans ces fortes de cas. On peut ajouter à cet
air, celui qui doit fortir du fang alors, qui s'en fépare
pendant la fuffocation, & dont l'abord, au bout d'un
certain temps, caufe la putréfaction, felon *Macbride*,
par fa féparation du fang, ou que la putréfaction laiffe
échapper : c'eft cet air qui peut entretenir l'état de cette
eau écumeufe qui exifte fi long-temps dans les noyés
par accident. « La vifcofité de l'humeur bronchique
» ne permet pas le dégagement de cet air auffi aifément
» que de l'écume de favon, qu'on ne peut pas prendre
» pour terme de comparaifon, parce qu'elle difparoît
» quelques heures après. D'un autre côté, les expériences
» prouvent que cette écume vifqueufe, formée dans les
» bronches, peut s'y conferver plus de quinze jours »,
foit que celle qu'on y trouve, y ait exifté depuis le
premier inftant de la mort, ou qu'il s'en foit formé
de nouvelle par l'air forti du corps, comme il y a plus
d'apparence. « Si l'écume d'un fang vifqueux fe conferve
» plufieurs jours dans la palette, à plus forte raifon l'écume
» bronchique fe confervera-t-elle long-temps dans les
cellules du poumon ». Mais la mucofité bronchique eft
bien fupérieure par fa vifcofité, à celle de la lymphe
du fang, ainfi qu'on peut s'en convaincre, en comparant
des crachats & du fang; & foit qu'on regarde le fang
des perfonnes qui expectorent cette mucofité, comme
étant de même nature que cette mucofité même filtrée
dans le poumon, ce qui ne peut pas être, puifqu'alors
elle eft feule & fans mélange, toujours eft-il vrai qu'elle

fera moins capable d'emprisonner l'air dans la palette, où elle est en grosses bulles, que dans les extrémités des bronches, où elle est divisée en de très-petites cellules, qui sont entretenues dans leur état & par les parois des bronches & par la petitesse qu'elles y ont nécessairement.

D'un autre côté, si l'on fait attention à l'air qui se dégage des humeurs d'un noyé, malgré le poids de l'eau, qui n'empêche pas que son bas-ventre ne se gonfle, « on verra que non-seulement (m) la mucosité bronchique ne peut pas être résorbée », mais encore qu'elle doit être repoussée par le nouvel air que le corps peut fournir pendant un certain temps, dont la quantité est immense, eu égard au volume du cadavre.

« Mais, outre que le tissu demi-cartilagineux (n) & ligamenteux des bronches, s'oppose à la résorption « de la mucosité, l'affaissement même de ces membranes « doit s'y opposer ». On conçoit néanmoins que l'air intérieur boursoufflant les vésicules pulmonaires, doit en sortir, parce qu'il fait explosion par le ressort qu'il a repris depuis qu'il s'est rassemblé en masse, en agrégé; & c'est précisément cet air qui doit repousser la mucosité, l'écume par la bouche. « A quoi il faut encore ajouter qu'il ne doit plus y avoir de résorption après « la mort, puisque la seule atonie des parties l'empêche «

(m). Page 332.

(n). Page 331.

même pendant la vie», comme on le voit dans quelques hydropifies afcites, &c.

C'eft peut-être cet affaiffement général de toutes les parties, qui aura fait croire à *Détharding*, que l'épiglotte ferme exactement la glotte des perfonnes qui fe noient, & qui lui a fait pratiquer la bronchotomie d'après ce faux principe. Mais qui ne voit que le poids de l'eau doit tenir l'épiglotte fermée quand il ne fort plus d'air de la poitrine, & que le cadavre fera dans l'état de macération ; que cet air & l'écume vifqueufe en fortiront toujours toutes les fois qu'ils feront affez volumineux pour faire éruption, & qu'alors feulement l'épiglotte macérée & demi-putride, ayant perdu fon élafticité, fe fermera comme une foupape par le propre poids de l'eau ! Et c'eft précifément là ce qui empêche qu'il n'y ait équilibre entre l'écume vifqueufe & l'eau extérieure, c'eft-à-dire que celle-ci ne diffolve & ne vide l'écume du poumon. C'eft donc là ce qui conferve l'écume vifqueufe pendant trois femaines. Elle peut fortir du poumon dans l'eau, comme elle fort du fang dans les bronches, par fon expanfion, mais jamais y rentrer : c'eft par cette raifon qu'il fort quelquefois un peu de fang par la bouche ou par le nez des noyés, fans compter que les efforts violens qu'ils font pour refpirer dans l'inftant où ils fe noient, font le plus fouvent la caufe de cette fortie du fang, comme on le voit dans quelques perfonnes qui rient, qui chantent, qui touffent ou qui foufflent trop fort dans des inftrumens

47

à vent, ou dans celles qui fucent trop fort, ou
plutôt qui veulent pomper en infpirant : cette double
action fe paffe dans les noyés ; ils veulent infpirer,
mais ils ne tirent que de l'eau ; un mouvement naturel
d'expiration leur fait repouffer cette eau qui les met
en convulfion ; la fecouffe alternative eft également
violente.

Au refte, en convenant avec *Détharding*, comme on
l'a déjà dit, mais non à fa manière, que la glotte fe ferme
par la fuffocation, c'eft-à-dire par le gonflement des
parties bourfoufflées par emphyfême ou par phlogofe,
& non par l'épiglotte, comme il le croit ; car il eft
certain que des noyés ont confervé la bouffiffure de
leur poumon pendant quelques femaines ; le véritable
traitement montre encore que la laryngotomie eft une
fauffe opération ; c'eft la faignée qui convient plutôt pour
dégonfler l'entrée de la glotte : mais comme la faignée
ne peut pas réuffir dès les premiers inftans qu'un noyé
eft tiré de l'eau, il faut donc s'occuper à remettre en
équilibre l'air de fon corps avec l'air extérieur ; c'eft
ce qu'on opère avec les frictions sèches, les cendres
chaudes, & en foufflant dans le poumon & même dans
le bas-ventre, quoiqu'il y ait déjà de l'air. On voit en
même temps l'inutilité de fufpendre la tête en bas.

« Ces Meffieurs foutiennent *(o)* que les vaiffeaux
du cerveau & du cervelet, ne doivent pas être engorgés «
dans les noyés ; que cet incident eft feulement celui «

(o) Page 361.

» d'une mort violente. Dans la quantité de chiens noyés,
» on n'a aperçu aucun gonflement dans les vaisseaux de
» ces viscères, excepté que les vaisseaux de la base du
» crâne étoient gonflés dans quelques-uns ; au contraire les
» chiens noyés après l'étranglement, avoient les vaisseaux
» du cerveau engorgés, & la masse de ce viscère comme
» pénétrée de sang.

»   Cependant on s'accorde généralement à dire *(p)*
» que l'engorgement des vaisseaux du cerveau est un
» symptôme commun à ceux qui meurent dans l'eau ; &
» tous les Chirurgiens *(q)* qui ont été témoins de leurs
» expériences, & qui en ont fait leur rapport, sont d'avis
» que les vaisseaux du cerveau des noyés sont toujours
» engorgés. »

Examinons actuellement si l'engorgement des vaisseaux du cerveau, en qualité de symptôme ordinaire
à ceux qui se noient, peut être la cause de leur mort.

Le premier membre de la question étant admissible,
il est question de savoir si le second est véritable : cette
question aussi importante que curieuse, mérite d'autant
plus d'être développée que le traitement y est lié ; en
dépend & peut l'éclairer à son tour.

Il est certain que le premier accident que les noyés
éprouvent après le saisissement, est la suffocation ; il
suffiroit bien seul pour leur ôter la vie, ainsi qu'on l'a

(p) Page 336.
(q) Page 341.

vu quand on l'a confidéré feul, ou abftraction faite des autres ; mais il n'en eft pas moins vrai qu'il fe trouve accompagné d'autres circonftances, qu'il faut examiner auffi.

En effet, le gonflement & la preffion des bronches, dans ceux qui fe noient, font la caufe de l'embarras du fang dans les artères pulmonaires ; il doit donc s'en former dans le cerveau, par la preffion qu'éprouveront les veines-caves afcendante & defcendante, comme il arrive aux malades qui ont une pleuréfie, une péripneumonie, une fluxion de poitrine, qui ont fouvent un mal de tête continuel, & le vifage animé du fang qui le gonfle ; quand ils touffent, ils fentent leur mal de tête fe redoubler : la même chofe arrive à ceux qui ont de la toux fans fièvre, quoiqu'en un degré inférieur. Enfin l'effort d'expiration porte toujours le fang à la tête.

Mais comme cet effort d'expiration n'eft que momentané dans les perfonnes qui touffent, qui chantent, qui foufflent, &c. les vaiffeaux du cerveau n'éprouvent qu'une ftagnation inftantanée de la part du fang. Il n'en eft pas de même des noyés ; le dernier coup de pifton du cœur porte à la poitrine & au cerveau : il eft de fait que toute convulfion intercepte le paffage du fang des artères dans les veines. Dans les dépériffemens accompagnés de fièvre aiguë, les artères battent fort & les veines font flafques : ici les artères du cerveau feront gorgées de fang, parce qu'elles ne peuvent pas le tranfmettre aux veines, & celles-ci n'en feront pas moins

G

gorgées non plus, parce que le retour n'en fera pas libre vers la poitrine. Le cerveau doit donc être néceffairement engorgé par ces deux raifons : fi cela ne fe voit pas toujours, cela arrive par des incidens particuliers, qui ne détruifent pas les principes pofés, ou la règle générale.

Mais l'engorgement du cerveau eft-il auffi-bien la caufe de la mort des noyés que celui de la poitrine, ou, fi l'on veut, la fuffocation ?

Il n'y a pas d'apparence ; quoique tous les deux fymptômes femblent y concourir également. Au refte, pour plus de précifion, on eft obligé de mettre ici une diftinction entre les mots d'engorgement & de gonflement, quoiqu'on les ait quelquefois employés indifféremment. Il n'eft pas douteux qu'il n'y ait gonflement dans les vaiffeaux du cerveau des noyés, tout concourt à le prouver ; mais ce gonflement ne confiftera qu'en des vaiffeaux plus ou moins diftendus, il ne s'étendra pas jufqu'aux plus petits ; mais l'engorgement ira jufqu'à teindre la maffe du cerveau en rouge, par la diftenfion, non-feulement des vaiffeaux capillaires-fanguins, mais encore par celle des vaiffeaux lymphatiques, où il fera introduit par *erreur de lieu* ou par force. Dans ce dernier cas, il y aura quelquefois extravafion, ou tout au moins inflammation, comme dans la phrénéfie. Si les noyés étoient dans ce cas d'engorgement, on n'en fauveroit prefque pas, fur-tout quand ils ont paffé quelques heures fous l'eau ; ils mourroient apoplectiques

dès les premiers inftans de leur accident. On peut citer
ici, pour terme de comparaifon, les pendus, qui
meurent prefque toujours apoplectiques; mais les noyés
font dans tout un autre cas. En effet, qui ne voit que la
condenfation du fang, par le froid de l'eau, doit déjà
produire une différence confidérable, une ftagnation
fimple plutôt qu'un engorgement décidé! auffi ne doi-
vent-ils périr que de la fuffocation feule, ou d'un défaut
de mouvement, comme dans la fyncope.

Dans les noyés, la circulation ne s'éteint pas auffi
fubitement que dans les pendus, parce qu'ils n'éprouvent
pas la même gêne; elle jouit d'une efpèce de liberté
qui la conferve quelque temps: le cœur doit battre plus
long-temps, quoique foiblement, puifqu'on peut les
rappeler à la vie plufieurs heures après qu'ils ont été
fous l'eau; quoique l'on conçoive cependant, puifque
c'eft un fait, qu'il peut recommencer fes fonctions
tout-à-fait interrompues, mais fous la glace feulement,
dit Sauvages *(r)*. Au contraire, « dans le cas d'étranglement *(f)*, la compreffion mécanique de la corde fur «
les veines extérieures du cou, empêche le fang veinal de «
revenir de la tête à la poitrine; tandis que le fang des «
artères, celui des vertébrales fur-tout, ayant le paffage «
libre, au moyen de l'efpèce de canal offeux qui les «
garantit de la compreffion extérieure, augmente de «
plus en plus l'engorgement des vaiffeaux du cerveau. »

(r) Nofologia, claff. 6.
(f) Page 339.

Cette différence paroît même à l'extérieur : les noyés
ont bien fur le vifage quelques fymptômes approchans
de ceux des pendus, mais très-légèrement; au lieu que
dans ceux-ci la bouffiffure de la face, le teint livide
& plombé, la proéminence des yeux, le bourfoufflement
des lèvres frappent, & annoncent leur genre de mort
d'une manière fenfible : leur cerveau eft encore plus
pénétré de fang à proportion, & encore ne meurent-ils
pas tous de cet engorgement. Leur mort eft quelquefois
aufsi l'effet de la luxation des vertèbres du cou, & conféquemment de l'interruption de la moelle épinière. La
preuve en eft qu'on a fauvé quelques pendus qui n'avoient
pas les vertèbres du cou luxées, & qu'on n'a point fauvé
d'animal à qui on ait difloqué ces mêmes vertèbres, au
point d'occafionner une folution de continuité dans
la moelle épinière; raifon pour laquelle on tue un chat
en le tirant par la tête & par la queue, & un bœuf ou
une baleine en leur infinuant une lame aiguë entre
l'occiput & la première vertèbre.

Ce n'eft donc pas, en général, de crainte que les
noyés ne périffent d'engorgement au cerveau, qu'on
les faigne de la jugulaire; c'eft feulement parce que ce
vifcère eft plus gonflé de fang qu'à l'ordinaire, & qu'en
détruifant cette ftagnation, qui fufpendoit fes fonctions
& celles du cœur, dans une circonftance où l'action
de celui-ci a befoin d'être allégée, en rétabliffant celle
du cerveau, on rétablit aufsi celle du cœur, qui reprend
peu à peu fon battement, ayant moins de réfiftance à

vaincre; c'eſt enfin par une révolution que fait né-
ceſſairement en ce cas la ſaignée, par le relâchement
qu'elle produit, relâchement néceſſaire dans l'état de
preſſion ſpaſmodique & extérieure qu'ont éprouvé les
noyés. D'ailleurs le ſang doit mieux ſortir par les veines
qui en contiennent le plus, & ce ſont ſans contredit
les jugulaires & enſuite celles du bras.

Enfin la ſaignée eſt néceſſaire en ce cas comme dans
ceux d'une frayeur, d'un ſaiſiſſement, d'un coup à la
tête ſans fracture du crâne, d'une chûte où l'on ne
s'eſt fait aucun mal, mais où un effort violent a produit
une commotion, c'eſt-à-dire un reſſerrement dans tout
le ſyſtème vaſculaire, auquel cas le ſang doit ſe dégorger
forcément dans les vaiſſeaux qu'il n'a pas coutume de
parcourir. Dans toutes ces circonſtances, il n'y a qu'une
ſtagnation commençante ſans extravaſion ni inflammation : la ſaignée n'y eſt pas toujours ſtrictement
néceſſaire; mais, au bout de quelque temps, on peut
ſe repentir de ne l'avoir pas faite. En ſuppoſant que
l'accident eût été juſqu'à produire un engorgement par
la ſuite, il eût été réſout de prime-abord, ou plutôt
prévenu. Si on attend qu'il ſe forme, il n'eſt plus ſi
aiſé d'y remédier; il eſt donc plus prudent d'affoiblir
un peu que de courir les riſques de laiſſer former un
dépôt. Ici, comme en beaucoup d'autres occaſions,
l'eſprit humain ne va point juſqu'à diſtinguer nettement
le cas où l'on peut abſolument ſe paſſer de la ſaignée,
de celui où elle devient d'une néceſſité abſolue: il y a

à peine un point d'intervalle entre les deux; & ce point fera à jamais imperceptible à nos yeux, quand bien même le fujet de la difficulté leur feroit expofé à nu : ils ne peuvent juger des infiniment petits de la matière, dont ils ne peuvent connoître la nature; ils ne font fenfibles qu'aux grands effets des maffes.

On doit fe rappeler d'ailleurs que le fang des noyés a perdu fon air & enfin a été fans circulation pendant quelque temps. Si ce fang eft encore chargé d'humeurs, il doit en réfulter des inconvéniens proportionnés à leur différente nature, indépendamment de la ftagnation générale & fimple. Mais il ne faut pas perdre de vue que ceci n'eft que la fuite de la fuffocation.

Il réfulte donc que la fuffocation & le faififfement ayant plus de part à la mort apparente ou réelle des noyés que l'engorgement du cerveau, tel qu'on le voit dans les apoplectiques ou les pendus; le plus preffant pour rappeler ces malheureux à la vie, eft de recourir aux moyens indiqués (n.ᵒˢ 1, 2 & 3), fans toutefois négliger la faignée (n.ᵒ 6), ni les autres fecours recommandés (n.ᵒˢ 4, 5 & 7).

P. S. L'impreffion de cette Méthode étoit achevée lorfqu'on a eu connoiffance d'une inftruction imprimée à l'Imprimerie royale, fur le même objet, que le Gouvernement, toujours attentif au bien public, fit répandre dans les provinces en 1758. Ce précis, qui n'eft que de deux pages in-4.ᵒ a été extrait par M. *de Reaumur*, de différentes années du Mercure Suiffe. Il paroît que M. *Ifnard* a eu connoiffance de toutes ces pièces, dont il a fu faire un bon uſage. Tout ce qu'il contient d'eſſentiel, ſe trouve ici en plus grand détail; mais on ne peut ſe refuſer au plaiſir de rapporter les réflexions qui le terminent. « Quoique le peuple du Royaume, dit cet illuſtre Académicien, ſoit aſſez généralement porté à la « compaſſion, & à donner du ſecours aux noyés, ſouvent il ne le « fait pas, parce qu'il ne l'oſe, & craint de s'expoſer aux pourſuites « de la Juſtice. Il eſt donc eſſentiel qu'on ſache, & on ne ſauroit « trop le répéter, pour détruire le préjugé où l'on eſt là-deſſus, « que nos Magiſtrats n'ont jamais prétendu empêcher qu'on n'ad- « miniſtre aux noyés tous les ſecours qui peuvent être tentés en leur « faveur: ce n'eſt que quand leur mort eſt certaine que des raiſons « particulières déterminent la Juſtice à s'en emparer. »

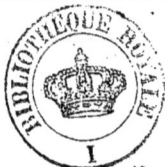

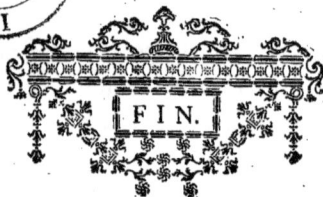

FIN.

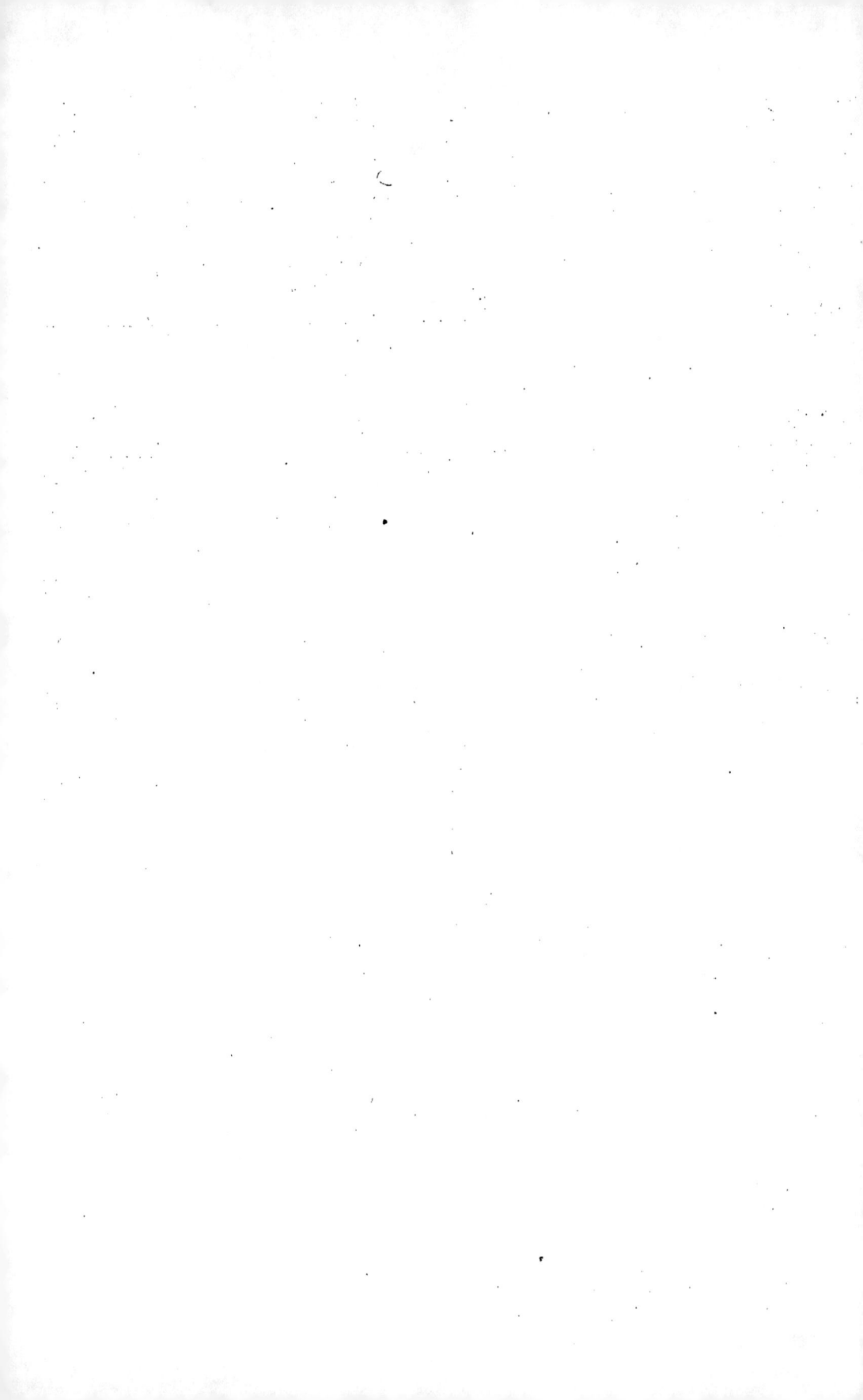

www.ingramcontent.com/pod-product-compliance
Lightning Source LLC
Chambersburg PA
CBHW050536210326
41520CB00012B/2604